AF495291

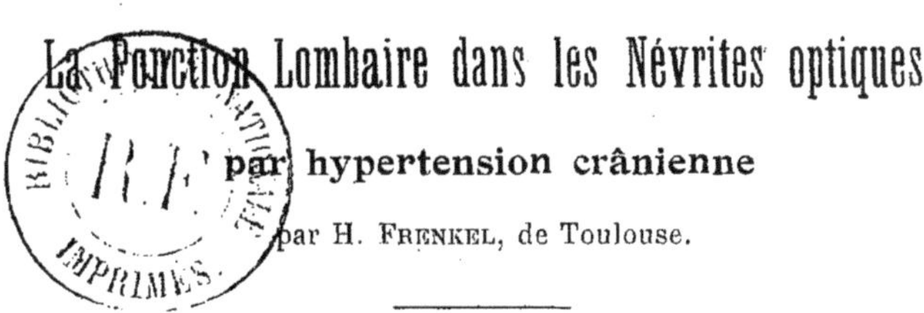

La Ponction Lombaire dans les Névrites optiques

par hypertension crânienne

par H. FRENKEL, de Toulouse.

Depuis que Quincke[1] eut proposé la ponction lombaire comme moyen thérapeutique de combattre les phénomènes nerveux attribuables à l'excès de tension du liquide céphalo-rachidien, les indications de cette méthode de traitement se sont rapidement étendues. Considéré comme moyen palliatif dans la méningite tuberculeuse, elle a été trouvée surtout efficace dans les méningites toxi-infectieuses non tuberculeuses où M. Netter a obtenu 7 guérisons sur 11 cas. Parmi ces méningites aiguës ou subaiguës non tuberculeuses, un type clinique décrit par Quincke sous le nom de *méningite séreuse* paraît avoir à son actif un nombre de cas particulièrement élevé de guérisons, puisqu'il n'y a presque pas d'année sans qu'on en publie quelque nouvel exemple. C'est ainsi que Quincke, Goldscheider, Leyden, Krannhals, Krœnig, Tichtine, Pfuhl et Walter, Fraenkel, Oppenheim, Lenharz, Brusch, Netter, Boulay, Hutinel, Riebold, d'autres encore ont fait

(1) H. Quincke. Die Lumbalpunction des Hydrocephalus. *Berl. klin. Woch.*, 1891, pp. 929, 964. — Le même. Xe *Congrès allemand de médecine interne*, 1891.

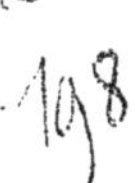

connaître dès cas de guérison de méningite séreuse par la ponction lombaire.

Dans les hémorragies méningées, sauf dans la pachyméningite hémorragique, surtout dans celles par traumatisme crânien, l'épuisement méthodique peut être indiqué, quand il n'y a pas une indication d'urgence d'évacuer le liquide hématique.

Dans l'hydrocéphalie, les résultats sont variables ; souvent, on obtient un résultat palliatif, surtout quand il s'agit de cas récents. Les ponctions dans l'hydrocéphalie seront abondantes et répétées. Dans deux cas personnels où il s'agissait de frères, les ponctions n'ont pu être faites qu'à une phase très avancée de l'affection alors qu'il y avait déjà atrophie des nerfs optiques ; aussi les résultats n'ont-ils pas été bien sensibles. Dans les cas d'hydrocéphalie dus à l'hérédo-syphilis, le traitement spécifique devra seconder l'action purement mécanique des ponctions.

C'est surtout dans les névrites optiques par tumeur cérébrale qu'il convient d'être prudent au moment de l'intervention. On a signalé des cas de mort subite, d'autres où la ponction fut suivie d'une aggravation ou d'une recrudescence des symptômes nerveux, particulièrement de la céphalée et des vomissements. Lorsqu'on obtient des rémissions, elles ne sont souvent que de courte durée. Mais si le diagnostic de tumeur cérébrale n'est pas sûr et si les autres traitements palliatifs ont échoué, on peut toujours essayer une ponction prudente.

Dans l'urémie et le brightisme, l'amélioration peut être très réelle, bien que seulement symptomatique.

Dans les affections de l'oreille, notamment labyrinthiques (Babinski), la ponction lombaire diminue le vertige, les bourdonnements, voire même la surdité.

Enfin, on a constaté des effets favorables à des titres variés dans les affections les plus diverses, telles que les psychoses, la chorée, le tabes, l'incontinence d'urine, la coqueluche, l'hystérie, le zona, l'hémiplégie, les traumatismes[1].

Dans tous ces cas, les effets obtenus l'ont été grâce à la diminution de l'excès de tension exercée sur les centres nerveux par le liquide céphalo-rachidien augmenté de volume. Or, il y a un signe clinique de cette hypertension intracrânienne très sûr quand il existe, signe objectif et rarement trompeur, c'est la névrite optique par stase. Aussi, la valeur diagnostique et thérapeutique de la ponction lombaire dans les névrites optiques attira-t-elle l'attention des neurologues aussi bien que des ophtalmologues comme le montrent les communications de M. Babinski à la *Société médicale des hôpitaux* (1901) et de M. de Lapersonne au *Congrès d'ophtalmologie* (1903).

A ce point de vue, l'observation que nous rapportons ci-dessous vient compléter pour ainsi dire l'étude si remarquable de MM. Babinski et Chaillous[2]. Nous avons, il est vrai, essayé la ponction lombaire dans divers cas de névrite optique dus à l'hydrocéphalie chronique, à la méningite tuberculeuse, à la méningite probablement syphilitique, mais n'ayant fait ce traitement que dans des cas trop anciens ou négligés, nous n'avions, *à priori*, aucun espoir d'aboutir. Aussi ne voulons-nous pas insister ici sur ces divers essais infructueux. Par contre, le cas qui nous a donné un résultat favorable a été si éclatant dans la transformation de la malade que la lecture des notes sèches d'une observation

(1) Pour plus de détails, voir : J. Grasset, Thérapeutique des maladies du système nerveux, O. Doin, 1907. — M. Lannois et A. Porot. Les thérapeutiques récentes dans les maladies nerveuses. Baillière, 1907. — Pellagot. *Thèse de Paris*, 1902. — Blavot. *Thèse de Paris*, 1902. — G. Lumineau, *Thèse de Paris*, 1903. — Mignon. *Thèse de Bordeaux*, 1903. — Ch. Mathieu. *Thèse de Lyon*, 1904. — Moindrot. *Thèse de Lyon*, 1904 etc. Il nous est impossible d'entrer ici dans les détails bibliographiques de cette vaste question.

(2) Babinski et J. Chaillous. Résultats thérapeutiques de la ponction lombaire dans les névrites optiques d'origine intracrânienne. *Annales d'oculistique*, juillet 1907, t. 138, p. 1.

ne peut donner qu'une faible idée de l'efficacité du traitement employé. Mais ce cas, que nous considérons comme un exemple de méningite séreuse aboutissant à l'hydrocéphalie, est encore intéressant à plusieurs autres titres, et c'est ce qui nous a déterminé à le publier

Observation

C... (Marie), âgée de 21 ans, domestique, est amenée le 31 mai 1907, par ses maîtres à la clinique ophtalmologique à cause de la diminution de la vue, de l'impossibilité de se tenir debout et des maux de tête.

Antécédents. — Elevée par l'Assistance publique de l'Algérie, elle ne connaît pas ses parents. Maladive dans son enfance, elle n'offre plus d'affections caractérisées depuis l'âge de 15 ans. Comme domestique, elle a pu bien faire son service et n'est malade que depuis 5 mois.

Histoire de la maladie. — Depuis le mois de décembre dernier, elle a des céphalées qui, d'abord à peu près continues, deviennent ensuite intermittentes. Ces maux de tête sont particulièrement intenses et pénibles depuis un mois; ils siègent surtout à la nuque et au front. Depuis ce dernier mois, elle a en outre des vomissements non alimentaires. Elle croit aussi avoir eu de la fièvre. A ces symptômes du début sont venus se joindre de la photophobie depuis le 6 ou 7 mai, de la diplopie et une rapide diminution de l'acuité visuelle.

Etat actuel. — Jeune fille de constitution plutôt délicate, d'une intelligence plutôt au-dessus de la moyenne. Elle donne l'impression accablée, répond aux questions d'une façon claire, mais péniblement. Elle tient les yeux constamment fermés et porte en outre des lunettes fumées. La photophobie est très prononcée et s'accompagne de blépharospasme, mais par un effort de volonté la malade peut ouvrir les yeux et permettre de faire un examen rapide.

C'est le mal de tête qui paraît en partie aggraver la photophobie et le blépharospasme. Il est difficile de dire s'il n'y a pas en même temps un peu de ptosis, car elle ne relève pas bien les paupières, lorsqu'à la suite d'un effort de volonté elle ouvre les yeux. En tous cas, elle ne peut pas diriger le regard en haut. De plus, elle présente un strabisme convergent avec diplopie homonyme sans qu'il soit possible de pousser l'examen assez loin pour préciser le siège de ce strabisme paralytique.

L'examen des yeux ne donne rien du côté des membranes externes ni du côté des milieux. Les pupilles sont égales et réagissent bien à la lumière et à l'accommodation ; elles sont en mydriase et facilitent l'examen du fond de l'œil.

A l'examen ophtalmoscopique, il est facile de constater une neuro-rétinite double des plus caractéristiques. La couleur de la papille est rougeâtre, mais ses contours présentent des traînées blanchâtres qui s'étalent sur la rétine pour s'y perdre insensiblement, en couvrant par endroits les vaisseaux. Les artères sont grêles, les veines fortement dilatées, tortueuses, coudées et disparaissant sur les bords de la papille pour réapparaître plus loin au delà de la traînée blanchâtre. Il n'y a point d'hémorragie. La recherche de la déviation parallactique montre que la papille est saillante au-dessus de niveau de la rétine. La rétine redevient normale à mesure qu'on s'éloigne de la papille.

L'acuité visuelle ne peut être déterminée avec précision ; la malade peut à peine se conduire. Il n'est pas possible d'être fixé sur l'étendue du champ visuel.

On pense à une méningite chronique et, vu l'origine obscure de la malade, on fait à titre d'essai un traitement mercuriel intense. La malade reçoit une injection intrafessière d'huile grise de 0,04 cgr. et demi.

Les urines examinées ne contiennent ni albumine, ni sucre. Anorexie, le soir la malade prend du bouillon seulement.

Evolution de la maladie. — La courbe de la température, du pouls et de la respiration ci-jointe et que nous limitons ici à un mois, depuis l'entrée de la malade dans le service, est utile à consulter à cause des particularités suivantes :

Température. — Si la malade croit avoir eu de la fièvre avant son entrée, en tout cas l'apyrexie fut parfaite pendant tout son séjour à l'hôpital ; en effet, la température n'est jamais montée au-dessus de 37°5 et n'est jamais descendue au-dessous de 36°2. Mais cette courbe est intéressante à considérer à cause du *type inverse* qu'elle présente : sur 30 jours, il y a 13 fois le type inverse ; pendant la première quinzaine (avec deux ponctions lombaires) 9 fois, et pendant la deuxième quinzaine (amélioration de l'état général), 4 fois.

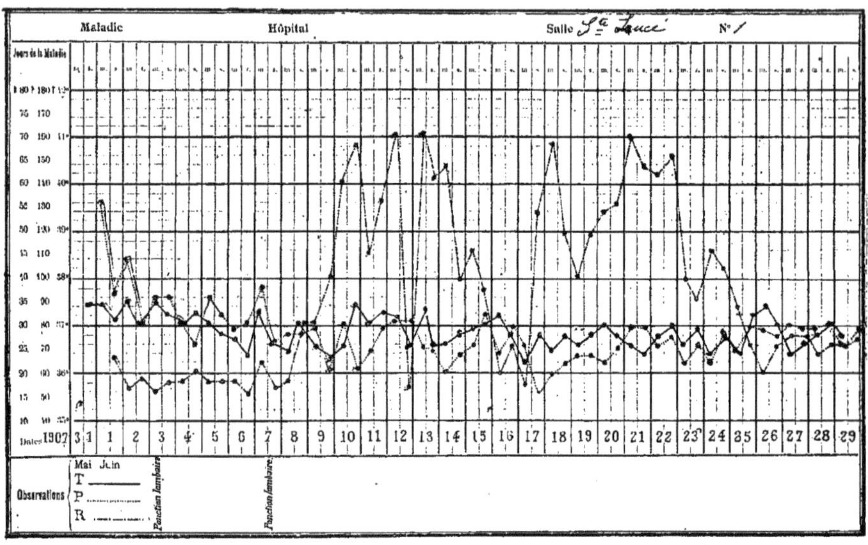

Pouls. — Le pouls a été accéléré et dépassait souvent 100 pulsations avant la première ponction lombaire ; il dépassait 80 jusqu'à la deuxième ponction lombaire; il est devenu normal, 80 ou au-dessous, après la deuxième ponction lombaire. Le pouls a présenté un type inverse jusqu'à 3 jours après la deuxième ponction et exceptionnellement les jours qui ont suivi cette époque. Il n'y a jamais eu d'intermittence. La pression artérielle mesurée au doigt a été trouvée faible.

Respiration. — Jusqu'au lendemain de la deuxième ponction, la respiration était normale. Ensuite commence une phase de polypnée qui va du 9 juin au 25 juin, interrompue par une journée normale, le 16, et qui n'est plus revenue les mois suivants. Cette polypnée s'accompagnait d'une dyspnée subjective, sans signes objectifs de cyanose ou d'hématose insuffisante. La respiration, 70 à la minute, étant devenue aussi fréquente que le pouls, simulait admirablement un souffle extra-cardiaque pour lequel elle avait été prise, en effet, par quelques stagiaires inexpérimentés. Cette polypnée n'était pas également prononcée toute la journée, mais présentait des variations assez sensibles au cours de la même journée.

Maintenant que nous avons donné la physionomie générale de la température, du pouls et de la respiration, nous pouvons esquisser rapidement la marche des autres symptômes dans l'ordre où on les a notés au jour le jour.

31 mai. Le soir, à 4 heures, la malade est prise de céphalées extrêmement violentes, de vomissements, et bientôt surviennent des convulsions cloniques dans les membres supérieurs et inférieurs. Elle est obligée de s'aliter et présente du délire. La nuit est mauvaise, souvent des convulsions, bien que peu prononcées ; céphalée violente. — Glace sur la tête.

1er juin. Demi-coma ; quelques mouvements convulsifs.

2 juin. Légère amélioration, somnolence, convulsions plus rares. La malade remue avec peine ses membres supérieurs ou inférieurs. La force musculaire est très diminuée. Constipation ; lavement glycériné.

3 Juin, 10 heures matin. On pratique une ponction lombaire ; le liquide sort en petits jets saccadés, et en 30 secondes on a retiré 8 centim. cub. d'un liquide claire ; ce liquide ne coagule pas par la chaleur. Après une centrifugation suffisamment prolongée, on n'arrive pas à avoir un culot. Le liquide du fond ne montre au miscroscope ni lymphocytes, ni aucun autre élément morphologique.

Le soir, la malade se sent améliorée. Elle n'éprouve plus de céphalée depuis le matin. Elle cause et sourit. Mais la force musculaire est toujours très diminuée. Pas de convulsions.

4 Juin. A souffert de la tête très légèrement cette nuit. Elle ignore si elle a eu des convulsions. La malade déclare que la céphalée a été beaucoup moins intense que les jours précédents, qu'elle a peu duré. Le matin, ni maux de tête, ni convulsions. Force musculaire toujours diminuée ; réflexes rotuliens diminués, signe de Babinski positif. Pas de zones d'anesthésie, mais aux membres supérieurs la sensibilité paraît un peu émoussée. — On supprime les compresses de glace sur la tête.

On fait ce matin-là une 2e injection intrafessière d'huile grise, 0.04 cgr. et demi. A midi, nouvelles convulsions dans tous les membres qui durent 4 à 5 minutes, accompagnées de céphalées. La soirée est bonne.

5 Juin. Nuit bonne ; pas de convulsions.

6 Juin. Quelques légères céphalées et quelques convulsions très légères qui paraissent augmenter par une émotion. Force musculaire améliorée aux membres inférieurs qu'elle peut soulever sur le lit, de même qu'au bras gauche Le bras et la main droite encore affaiblis.

7 Juin. Hier encore céphalée et convulsion. A 10 heures du matin, *nouvelle ponction* lombaire : on retire 5 à 6 cent. cubes de liquide claire qui coule goutte à goutte.

A 4 heures du soir, on note : ni céphalées, ni convulsions.

8 Juin. Bonne nuit ; sommeil calme. Pas de céphalée ; appétit meilleur.

Injection d'huile grise dans la fesse, 0.04 cgr. et demi.

9 Juin. La malade est gaie et se trouve soulagée.

A 11 heures et demie du matin, survient brusquement une *crise épileptiforme*.

Aura très courte sous forme de sensation d'étouffement. Quelques convulsions cloniques d'ailleurs peu intenses et de courte durée, aux membres supérieurs et inférieurs et à la face. Ensuite convulsions toniques des membres supérieurs et inférieurs et de la nuque Les membres supérieurs sont en contracture : le bras en adduction contre le thorax, l'avant-bras en extension et en supination ; la main fléchie à l'extrême sur l'avant-bras, les doigts en extension. Les membres inférieurs sont : le droit en varus équin, le gauche en valgus équin. Au bout de 5 à 6 minutes, les contractures s'étendent aux muscles de la face en produisant une mimique particulière, puis aux muscles du dos, et le thorax est légèrement arqué surtout du côté gauche. Après quelques minutes de cette contracture de tous les muscles des membres, de la face et du tronc, la respiration, qui jusque-là était très profonde et très rapide (74 R. à la minute) et qui était violemment soufflante, se ralentit brusquement et s'arrête en expiration forcée.

Une ou deux minutes s'écoulent et la respiration reprend haletante et peu profonde. Peu à peu, les contractions musculaires cessent, tandis que la malade très affaissée reste sans connaissance.

Le pouls est à ce moment filiforme et bat à 140 à la minute, puis tout se calme peu à peu : la respiration devient normale et le pouls descend à 80. La malade a un léger délire, puis reste calme une demi-heure environ. Pas d'émission d'urine ou de matières fécales, pas de morsure de la langue, pas de céphalée, à ce qu'on peut juger.

Les convulsions cloniques se reproduisent et, jusqu'à 4 heures du soir, on peut suivre les mouvements épileptiformes dans les doigts et dans les membres.

10 Juin. La nuit n'a pas été bonne; délire. La respiration est très accélérée du type abdominale.

Examen du fond de l'œil : la neuro rétinite est toujours aussi accusée des deux côtés.

A midi, convulsions cloniques très violentes. On est obligé de tenir la malade qui tomberait de son lit.

11 Juin. Nuit bonne. La malade mange ce matin de bon appétit. A 1 heure, nouvelle crise très violente qui dure jusqu'à 5 heures : convulsions cloniques et toniques.

Autre crise à 7 heures qui dure jusqu'à 9 heures et demie.

12 Juin. Mouvements athétosiques dans les doigts des mains et des pieds. Tremblements. Le blépharospasme étant moins fort, on peut nettement constater l'existence du ptosis. Le fond de l'œil n'offre pas de modifications.

Un nouvel examen des viscères montre qu'il n'y a rien d'anormal de ce côté, en particulier rien du côté des poumons. La malade reçoit 2 gr. de bromure par jour.

Vers 8 heures et demie du soir, crise qui dure jusqu'à 10 heures ; vomissements, délire.

13 Juin. Très affaissée, matinée calme.

14 Juin. Plus calme, pas de crise. S'alimente un peu. Nuit assez bonne.

15 Juin. Photophobie moins intense. Tremblement des mains moins fort. Le soir, vers 5 heures, violente crise. On réussit à supprimer cette crise par la compression des ovaires.

17 Juin. La malade se plaint d'un point du côté droit.

19 Juin. Contracture des muscles péroniers.

22 Juin. Tous ces jours passés étaient bons. Injection d'huile grise 0,04 cgr. et demi.

27 Juin. Depuis 4 ou 6 jours, l'état général est sensiblement meilleur. Elle n'a pas eu de crise. La respiration qui était très rapide, haletante, est devenue normale. Pas de céphalées. La photophobie est insignifiante depuis 2 jours et le blépharospasme a disparu. La diplopie n'apparaît qu'après quelques instants de fixation, elle ne gêne plus la malade.

Fond de l'œil. La papille est moins saillante, on ne voit plus d'exsudat autour d'elle, mais les bords sont encore flous. La papille est de coloration rosée, et c'est avec peine qu'on retrouve les traces de l'ancienne névrite. L'aspect est à peu près le même du côté de O D que de O G.

L'acuité visuelle s'est très sensiblement améliorée. On peut la déterminer aujourd'hui ; elle est O D = V 1/3, O G = V 1/3, les verres n'améliorent pas.

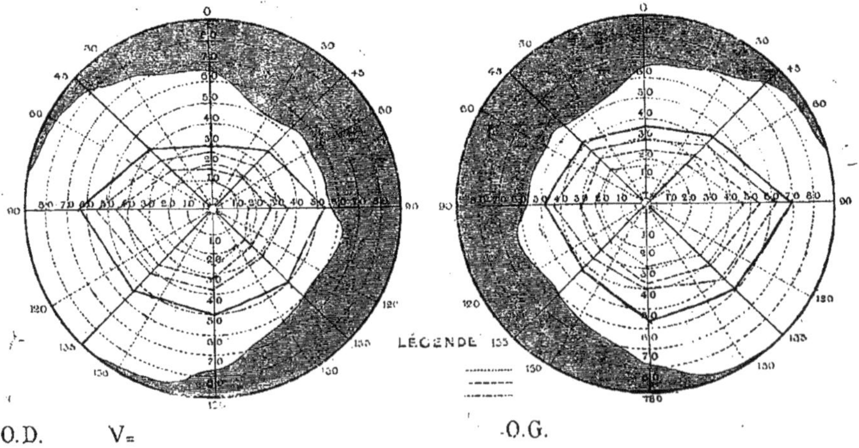

O.D. V=   O.G.

Le champ visuel est peu retréci.

La malade peut rester assise sur un fauteuil une partie de la journée. L'appétit est encore très mauvais ; on est obligé d'insister pour l'alimenter.

État général. — *Sensibilité.* Anesthésie des régions externes des deux membres supérieurs, mais au dessous du coude l'anesthésie intéresse tout l'avant-bras et toute la main. Au niveau du thorax, hyperthésie très nette. Pas de dissociation de la sensibilité tactile et thermique.

Motilité. Membres supérieurs : peut déplacer les divers segments des membres supérieurs, mais avec un peu de difficulté ; diminution considérable de la force musculaire. Membres inférieurs : marche sur le bord externe de la plante des pieds ; contracture dans tous les muscles. — Tremblement sous l'influence des émotions.

Pas de troubles vaso-moteurs ni trophiques. Réflexes rotuliens normaux, peut-être un peu exagérés. Pas de signe de Babinski. — Pas de troubles mentaux.

2 Juillet. Injection d'huile grise, 0,04 cgr. et demi.

3 Juillet. L'acuité visuelle s'améliore de plus en plus : O D = V 2/3, O G = V 1.

6 Juillet. La démarche est plus facile. Réflexes rotuliens exagérés. Injection d'huile grise 0,04 cgr. et demi.

11 Juillet. Injection d'huile grise 0,04 cgr. et demi.

26 Juillet. L'examen du fond de l'œil montre aux deux yeux une légère zone brunâtre autour de la papille, mais il serait difficile de faire un diagnostic retrospectif de névrite optique. Acuité visuelle O D = V 1, O G = V 1.

12 Août. On fait l'ophtalmoréaction de Calmette à l'œil droit avec une goutte du Tuberculin-test de l'institut Pasteur, de Lille, de la solution au 10e. Résultat négatif.

28 Août. On répète l'ophtalmoréaction de Calmette à l'œil droit avec le même test au 10e. Résultat négatif.

L'état général est satisfaisant. La malade se rend utile dans le service. Le 28 août, la malade quitte le service pour se placer comme infirmière dans un grand hôpital du centre. Le 16 septembre, elle nous donne de ses nouvelles : elle reprend de plus en plus des forces et se considère comme guérie.

Discussion. — En somme, il s'agit d'une jeune fille ayant présenté une affection apyrétique au moment de son séjour à l'hôpital, avec céphalées intenses, un peu de cons tipation, des vomissements, des accès convulsifs épileptiformes avec délire, des troubles de la sensibilité sous forme de zones d'anesthésie et d'hyperesthésie, des accès de tachycardie, des phases de polypnée, une courbe thermique caractérisée par le type inverse et un cortège de phénomènes oculaires des plus significatifs : neuro-rétinite avec papille étranglée et amblyopie, diplopie, ptosis et blépharospasme, enfin photophobie.

A quelle affection avions-nous à faire ? En laissant de côté les tumeurs cérébrales parce que les symptômes de localisation ne paraissaient pas suffisamment fixes et les phénomènes dits *de déficit* (paralysies) pas assez caractérisés, il n'était cependant pas possible de rejeter l'idée d'une des variétés de méningite : infectieuse, tuberculeuse, syphilitique. Une ponction lombaire fut faite dans un but de diagnostic et de traitement. Elle apporta beaucoup de clarté et un soulagement sensible. Une deuxième ponction lombaire confirma les renseignements de la première : liquide clair, abondant, pauvre en albumine, en apparence sans éléments cellulaires. Un traitement mercuriel intense était fait dans l'hypothèse de méningite syphilitique. Deux examens d'ophtalmo-réaction de Calmette ont permis d'éliminer la nature tuberculeuse de cette affection.

Il suffit de comparer le tableau clinique offert par notre malade avec les descriptions des auteurs, pour accepter le diagnostic de *méningite séreuse*. Si nous nous rapportons à l'étude magistrale de M. Hutinel[1], nous voyons que les symptômes les plus souvent notés sont bien ceux que présentait notre cas. Hutinel étudie les caractères du début, du trépied méningitique, céphalées, vomissements, constipation, la possibilité de l'apyrexie, le pouls, le délire, les parésies et paralysies, les contractures, les troubles oculai-

(1) V. Hutinel. Méningites aiguës non suppurées. *Traité de médec. et de thérap. de Brouardel et Gilbert*, t. IX, p. 375, Paris, J. B. Baillière, 1902.

res. Tous ces symptômes peuvent, dans la méningite séreuse, être moins accentués que dans notre cas. Mais tous ces symptômes sont peu caractéristiques. Voici, d'ailleurs, au sujet du diagnostic la manière de voir de M. Hutinel : « Jusqu'à présent, il est permis, dans certains cas, de penser à l'existence d'une méningite séreuse ; mais il n'est guère possible de l'affirmer qu'après une ponction lombaire.

« On peut dire que, dans les méningites séreuses, le début est moins brusque et moins bruyant, la fièvre moins vive, le délire moins aigu et moins violent, les rémissions plus fréquentes et plus longues, la constipation plus rare et moins tenace, enfin que tous les symptômes ont des allures moins franches et moins menaçantes que dans la méningite suppurée ; mais cette distinction est purement théorique. Quincke attribuait une grande importance à la névrite optique ; c'est sans doute un signe excellent, mais dont il ne faudrait pas exagérer l'importance. »

Pour Fr. Schultze (de Bonn)[1], un seul critère a une valeur, c'est que l'évacuation d'une plus grande quantité de liquide cérébro-spinal amène une disparition rapide ou brusque des phénomènes morbides.

Or, notre cas présentait à la fois le critère exigé par Quincke et celui indiqué par Schultze par sa symptomatologie, correspond bien à la description de M. Hutinel. On peut donc admettre qu'il s'agissait d'une méningite séreuse.

Mais le liquide examiné au point de vue cytologique ne présentait pas les caractères d'un liquide inflammatoire. N'y avait-il pas plutôt hydrocéphalie ? « Quincke, s'il a eu tort de ranger les hydrocéphalies parmi les méningites séreuses, ne s'était pas trop éloigné de la vérité, car un certain nombre d'hydrocéphalies acquises ont pour origine une méningite séreuse » (Hutinel). Cette appréciation peut bien

(1) Fr. Schultze. Die Krankheiten der Hirnhäute und die Hydrocephalie. *Nothnagel's Specielle Pathologie*, T. IX, 3 Th. p. 120. Wien, Holder, 1901.

s'appliquer à notre cas, si tant est qu'une ponction plus abondante n'aurait pas amené quelques lymphocytes.

Boenninghaus, dans son excellente monographie déjà un peu vieillie[1], a pu réunir 28 cas de méningite séreuse où l'examen microscopique fait sur le cadavre a montré tantôt de l'encéphalo-myélite simple, tantôt il s'agissait d'après l'étiologie de la méningite épidémique. Parmi les causes de ces cas sûrs de méningite séreuse, il a pu trouver 6 fois une otite moyenne, puis diverses maladies infectieuses, telles que la rougeole, la fièvre typhoïde, la grippe, la pneumonie, le rhumatisme aigu, la péricardite suppurée; on a incriminé aussi le froid et les traumatismes. — Boenninghaus distingue une forme maligne et une forme bénigne. Dans cette dernière forme, la céphalée est moins intense, les troubles psychiques plus lents. Les phénomènes moteurs d'excitation et de paralysie sont les mêmes que dans la première forme, mais les hyperesthésies et surtout la stase papillaire ou névrite optique plus fréquente. La fièvre ne faisait pas rarement défaut.

Nous ne croyons pas devoir traiter ici la question des rapports de la méningite séreuse avec le méningisme de Dupré[2], car la méningite séreuse peut parfaitement guérir sans être étiquettée pour cela de méningisme.

Mais il est nécessaire de discuter ce qui dans le tableau clinique est l'expression d'une affection organique et ce qui peut être purement fonctionnel.

Il est certain que la ponction lombaire a complètement modifié le tableau clinique de la maladie. L'aspect grave méningitique avec son sombre pronostic s'est singulièrement atténué après les deux ponctions lombaires.

Par contre, les crises convulsives se sont plus nettement individualisées, sont devenues plus typiques après les ponc-

(1) Boenninghaus. Die Meningitis serosa acuta. Wiesbaden, F. Bergmann, 1897.

(2) E. Dupré. Du méningisme. *Congrès de Lyon*, 1894. — *Manuel de médecine* de Debove et Achard, t. III.

tions lombaires. C'est à ce sujet qu'il est nécessaire de discuter une question incidente, celle de l'hystérie associée aux lésions organiques.

En effet, nous pensons que les crises épileptiformes présentées par notre malade pouvaient être non pas l'expression d'une hypertension intra-crânienne, mais de vulgaires crises hystériques. Une de ces crises a pu être jugulée par la compression des ovaires. C'est au cours de ces crises qu'ont paru les zones d'anesthésie aux membres supérieurs, zones qui n'existaient pas à d'autres moments. Le blépharospasme si tenace et la photophobie si prolongée doivent également être mis sur le compte de l'hystérie. En revanche, le champ visuel de la malade a été trouvé peu rétréci au moment où l'acuité visuelle s'étant améliorée, on a pu procéder à cette investigation. Si donc nous admettons l'origine hystérique des crises convulsives et des divers phénomènes somatiques et oculaires, la polypnée s'expliquera tout naturellement de la même façon, ainsi que certaines crises de tachycardie.

Mais tout n'est pas fait d'hystérie et d'auto-suggestion dans la maladie de notre jeune fille. La névrite optique suivie pendant plus d'un mois, l'excès du liquide rachidien extrait facilement à chaque ponction sont bien des symptômes d'une affection organique et permettent bien d'admettre la réalité d'une méningite séreuse ou d'une hydrocéphalie.

Pourquoi donc deux ponctions lombaires ont suffi à la guérison ? Probablement, parce que le liquide n'avait plus aucune tendance à se reproduire, parce que les microbes de l'infection inconnue de nous qui a été le point de départ de la congestion méningée ont épuisé leur virulence.

A la rigueur, il n'est pas impossible que cette méningite soit de nature syphilitique et que les injections d'huile grise aient contribué à consolider la guérison.

Il nous reste à signaler un dernier point intéressant de cette observation, c'est le *type inverse* de la courbe thermique. Dans les affections fébriles, on connaît bien le type inverse du paludisme, de la granulie, de la fièvre typhoïde, moins bien celui de l'influenza. Mais dans les affections apyrétiques, l'existence du type inverse paraît avoir moins souvent attiré l'attention des cliniciens. Nous n'osons affirmer qu'il a été provoqué dans notre cas par l'exagération de la pression intracrânienne, mais il est curieux de constater qu'il devient beaucoup plus rare à la suite des deux ponctions lombaires. Il est possible qu'on puisse trouver des sujets sains qui présentent habituellement un type inverse de leur courbe thermique. Ne savons-nous pas qu'on peut artificiellement réaliser le type inverse chez les sujets sains? Dès 1882, M. E. Maurel sur des animaux, tout récement MM. Toulouse et Piéron (*Soc. de biol.* nov.-déc. 1906), sur des veilleuses de Villejuif, ont montré qu'on peut renverser la marche nycthémérale de la température normale et porter son maximum au matin en modifiant certaines conditions de la vie, parmi lesquelles les mouvements jouent le rôle le plus important. Mais comme notre malade n'a pas été soumise à une inversion des conditions de l'existence, il est plus rationnel d'attribuer le type inverse de sa courbe thermique à une action sur les centres nerveux de l'hypertension intra-crânienne.

Quoi qu'il en soit de ces considérations auxquelles se prête notre cas, son intérêt principal réside dans la guérison radicale de la névrite optique et de l'amblyopie, ainsi que de tous les phénomènes nerveux, obtenue par les ponctions lombaires. Nous ne pouvons pas exclure avec certitude une intervention favorable du traitement mercuriel appliqué également à cette malade, mais nous ne nous repentons nullement d'avoir institué ce traitement qui devra toujours été essayé dans les cas douteux.

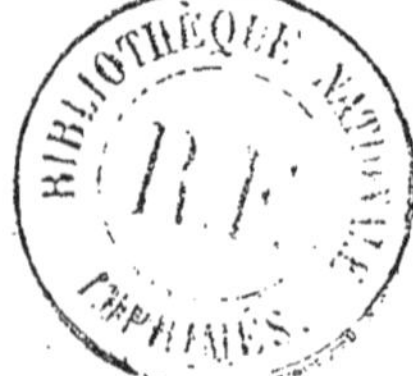

www.ingramcontent.com/pod-product-compliance
Ingram Content Group UK Ltd.
Pitfield, Milton Keynes, MK11 3LW, UK
UKHW021019220726
13924UKWH00001B/76